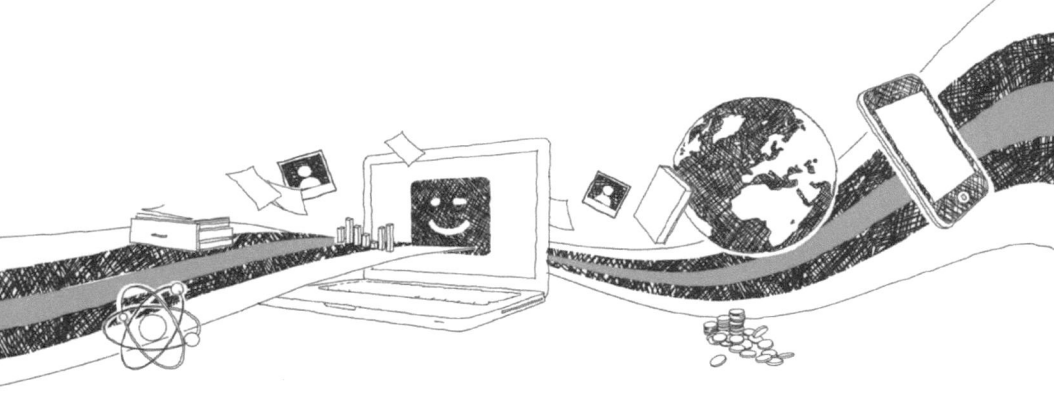
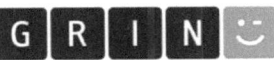

Philippe Schuler, Michael Unmuth

Biologische Wirksamkeit künstlicher, dynamischer Beleuchtung auf die circadiane Rhythmik von Demenz- kranken

GRIN Verlag

Bibliografische Information der Deutschen Nationalbibliothek:

Die Deutsche Bibliothek verzeichnet diese Publikation in der Deutschen National-
bibliografie; detaillierte bibliografische Daten sind im Internet über http://dnb.d-
nb.de/ abrufbar.

Impressum:

Copyright © 2013 GRIN Verlag GmbH
Druck und Bindung: Books on Demand GmbH, Norderstedt Germany
ISBN: 978-3-656-63525-3

Dieses Buch bei GRIN:

http://www.grin.com/de/e-book/272198/biologische-wirksamkeit-kuenstlicher-
dynamischer-beleuchtung-auf-die-circadiane

GRIN - Your knowledge has value

Der GRIN Verlag publiziert seit 1998 wissenschaftliche Arbeiten von Studenten, Hochschullehrern und anderen Akademikern als eBook und gedrucktes Buch. Die Verlagswebsite www.grin.com ist die ideale Plattform zur Veröffentlichung von Hausarbeiten, Abschlussarbeiten, wissenschaftlichen Aufsätzen, Dissertationen und Fachbüchern.

Besuchen Sie uns im Internet:

http://www.grin.com/

http://www.facebook.com/grincom

http://www.twitter.com/grin_com

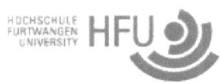

Hochschule Furtwangen

Fakultät Gesundheit, Sicherheit, Gesellschaft

Studiengang Angewandte Gesundheitswissenschaften

Hausarbeit im Seminar:

Wissenschaftliches Arbeiten und Schreiben

Wintersemester 2013/2014

Biologische Wirksamkeit
künstlicher, dynamischer Beleuchtung auf die
circadiane Rhythmik von Demenzkranken

Verfasst von:

Schuler, Philippe

Unmuth, Michael

Eingereicht: 20.01.2014

Inhaltsverzeichnis

Abkürzungsverzeichnis

K = Kelvin, Einheit der Lichtfarbe

lx= Lux, Einheit der Lichtstärke

nm= Nanometer, Einheit der Lichtwellen

REM-Phase = „Rapid-Eye-Movement", Schlafstadium gekennzeichnet durch schnelle Augenbewegungen und lebhafte Traumphasen

SCN = Nucleus suprachlasmaticus, Kerngebiet im Hypothalamus (Zwischenhirn)

Tabellenverzeichnis

Abbildungsverzeichnis

1. Einleitung

Die Sonne und das von ihr ausgehende Tageslicht sind seit jeher ein ständiger Begleiter des Menschen in der Evolution. Licht, als Teilbereich der elektromagnetischen Strahlung, ermöglicht dem Menschen im sichtbaren Bereich zwischen 380 und 780nm die visuelle Aufnahme seiner Umgebung durch Reflexion der verschiedenen Farben (vgl. Zumtobel Research 2012). Die Strahlungsenergie des Lichts ist die Triebkraft für zahlreiche biologische Prozesse, auch im menschlichen Organismus. Der Tag-Nachtwechsel und die Dynamik des Tageslichts im Verlauf eines Tages bzw. Jahres, haben den Menschen in seiner Entwicklungsgeschichte entscheidend geprägt. Nun entfernen wir uns in der heutigen Zeit immer mehr von den natürlichen Bedingungen. Künstliche Beleuchtung, nächtliche Arbeitszeiten usw. sind Teil des postmodernen Lebensstils.

Das Auge des Menschen ist verantwortlich für die Aufnahme von visuellen Informationen und zur Aufnahme von Licht für die biologische Wirkung im Organismus. Zu den biologischen Wirkungsmechanismen von Licht gehört die Vitamin-D Synthese und die Beeinflussung der circadianen Rhythmik (Brawley & Noell-Waggoner; S11).

Über non-visuelle Photorezeptoren im Auge wirkt Licht als wichtigster Zeitgeber für das circadiane System (Brainard et al. 2001). Dieses circadiane System steuert den 24-Stunden-Rhythmus des Menschen. Um diese innere Uhr zu synchronisieren, wird eine bestimmte Mindestmenge an Licht benötigt (Hanford & Figueiro 2013).

In Pflegeheimen lebende, ältere Menschen sind einer geringeren, natürlichen Lichtexposition ausgesetzt, insbesondere an Demenz erkrankte Pflegebedürftige. Aufenthalte im Freien sind selten und oft auch nicht möglich. Die geringe, natürliche Lichtexposition und die dadurch gestörte circadiane Rhythmik äußert sich gerade bei Demenzkranken in einem gestörten Schlaf-Wach-Rhythmus.

Nun stellt sich die Frage, ob biologisch wirksames Licht in stationäre Einrichtungen transferiert werden kann und inwieweit dieses sich auf die circadiane Rhythmik von Demenzkranken auswirkt.

2. Methodisches Vorgehen

Da das Thema erst seit kurzem erforscht wird und mehrere Bereiche, wie Neurobiologie, Biophysik und Aspekte der Pflegewissenschaften, in sich vereint, entsteht eine Komplexität, die sich während der Recherche gezeigt hat. Infomaterialien des Fürstlich-Fürstenbergischen Pflegeheim in Hüfingen/ Baden-Württemberg, in dem eine Evaluationsstudie zu circadian wirksamem Licht durchgeführt wurde, bildeten die Grundlage für diese wissenschaftliche Arbeit. In den verschiedenen vom Heimleiter Herr Helmut Matt zur Verfügung gestellten Infomaterialien konnten weitere Studien und Quellen erfasst und nach diesen im Internet recherchiert werden. Außerdem wurde wissenschaftliche Literatur aus der Bibliothek der Hochschule Furtwangen verwendet.. Da die biologische Wirksamkeit des Lichts auf die circadiane Rhythmik erst seit der Jahrtausendwende (vgl. Brainard et al. 2001; Thapan et al. 2001) erforscht wird und es deshalb noch wenig Fachliteratur dazu gibt, wurde gezwungenermaßen viel im Internet recherchiert. Die Analyse der Infomaterialien, der verschiedenen Publikationen und Fachartikel und der Studien, ermöglichten eine ganzheitliche Erfassung des Themas und die Beantwortung der Frage nach den Auswirkungen.

3. Die circadiane Rhythmik

Im folgenden Kapitel wird auf die Funktionsweise des circadianen Systems eingegangen, welches ausschlaggebend für die circadiane Rhythmik und damit auf das Schlaf-Wach-Verhalten ist. Bei einer Störung des Schlaf-Wachrhythmus, im Fokus auf Patienten mit einer Demenz, können mehrere Faktoren eine Rolle spielen. Diese Faktoren können unterteilt werden in altersbedingte Faktoren und diejenigen Faktoren, welche durch die Demenz verstärkt werden (Hajak & Zulley 2001).

3.1 Funktionsweise des circadianen Systems

Exogene Hell-Dunkel-Phasen werden über das circadiane System an den Organismus übermittelt. Das Zusammenwirken von Non-visuellen Photorezeptoren (auch intrinsische photosensitive retinale Ganglienzellen), des Nucleus suprachlasmaticus (SCN) als Sitz der inneren Uhr im Hypothalamus und der Melatonin produzierende Pinealisdrüse ergeben eine Regulation der circadianen Rhythmik (Mahlberg & Gutzmann 2009:217).

Der circadiane Rhythmus ist ein biologischer Rhythmus und umfasst Schlaf-Wachzyklen, Körpertemperatur und Melatonin Produktionszyklen (Ancoli-Israel et al. 2002). Der circadiane Rhythmus eines Menschen ist genetisch vorgegeben und besitzt eine Periodendauer von etwas mehr als 24h. Extrinsische Zeitgeber, wie soziale Aktivitäten, Mahlzeiten und vor allem Hell-und Dunkelphasen (Licht), synchronisieren den Rhythmus der „inneren Uhr" mit dem „äußeren" Tag. Licht stellt dabei den wichtigsten Zeitgeber für den SCN dar (Hanford & Figueiro 2013).

Die non-visuellen Photorezeptoren sind Neuronen, die über die gesamte Retina (Netzhaut) verteilt sind und das Photopigment Melanopsin enthalten. Brainard entdeckte diese dritten Photorezeptoren, ihre eigene (intrinsische) Lichtempfindlichkeit und ihre biologische Funktion (Brainard et al. 2001). Über den retino-hypothalamischen Trakt sind die Photorezeptoren mit dem SCN und der Pinealisdrüse verbunden.

Im SCN befindet sich eine Ansammlung von einigen tausend Nervenzellen, die als hauptsächliche Regulatoren der Inneren Uhr (Masterclock) gelten.

Vor allem das in der Pinealisdrüse (auch Epiphyse/ Zirbeldrüse) gebildete Melatonin ist ein Hormon das den circadianen Rhythmus entscheidend bestimmt. Es ist ein körpereigenes Signal für die nächtliche Dunkelphase und wirkt schlaffördernd. Durch Licht erfolgt eine Unterdrückung der Melatoninausschüttung (Dowling et al. 2008).

Der Schlaf-Wach-Rhythmus wird also vom circadianen Rhythmus kontrolliert und reguliert (Forbes et al. 2009).

Abb. 1: Das circadiane System: Eingangssignal (Licht) wird für den
Organismus in ein hormonelles Signal (Melatonin) übersetzt (Quelle: Mahlberg &
Gutzmann; 2009:217) [mod. Nach Arendt 1995]

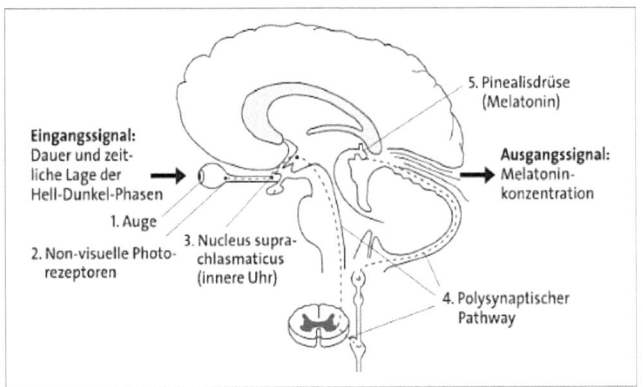

3.2 Schlafverhalten im Alter

Das Schlafverhalten im Alter ist sehr individuell, aber allgemein kann man sagen, dass sich die durchschnittliche Schlafdauer von 7-10 Stunden im Erwachsenenalter auf 4-7 Stunden bei alten Menschen verringert (Höll-Stüber & Baltes 2006:34). Gründe hierfür sind die Abnahme des „Rapid Eye Movement"-Schlafanteils (REM-Phase), die Zunahme der Einschlaflatenz und häufigere Wachphasen (Happe & Paulus 2005:85). Auch ergibt sich aus der individuellen Biographie einer Person ein veränderter Schlaf-Wach-Rhythmus. Beispielsweise hat ein Betroffener, der früher als Schichtarbeiter tätig war, einen anderen Rhythmus als ein Lehrer. Von Schlafstörungen kann man jedoch erst sprechen, wenn sich die Situation zu einer Belastung für den Betroffenen selber und seine Umgebung entwickelt (Gatterer & Croy 2005:185). Dies ist auch einer der häufigsten Gründe für Angehörige, die betroffene Person in eine geriatrische Einrichtung zu übergeben. In stationären Einrichtungen können diese Störungen noch weiter zunehmen (Staedt et al. 2009:65).

Die am weitesten verbreiteten Schlafstörungen sind die Hypersomnie (übermäßige Schlafbedürfnis mit mehreren Tagesschlafphasen) und die Insomnie (verminderte, gestörte Schlafphasen) (Happe & Paulus 2005:85).

Gatterer & Croy geben mehrere physische und psychische Ursachen, sowie diverse Umweltfaktoren für Störungen des Schlafverhaltens an. Dazu gehören nächtlicher Harndrang, Ängste und eine ungewohnte Umgebung (Gatterer & Croy 2005:187).

Außerdem können einige Medikamente sedierend wirken und Schlafstörungen verursachen, wie zum Beispiel Psychopharmaka oder Schlafmittel (Höll-Stüber & Baltes 2006:33).

3.3 Störung des Schlaf-Wachrhythmus bei Demenzkranken

Speziell für demenziell Erkrankte gibt es einige Faktoren, die sich verstärkend auf die Schlafstörungen auswirken.

Die intrinsische Hauptursache dafür sind die krankheitsbedingten, degenerativen Veränderungen der Nervenzellgebiete im SCN. Die reduzierte neuronale Aktivität im SCN hat einen Defekt der Funktion der „inneren Uhr" und damit eine Störung der circadianen Rhytmik zur Folge (Hanford & Figueiro 2013).

Grundsätzlich sind in Pflegeheimen lebende, ältere Personen generell einer geringeren Lichtexposition ausgesetzt, was zum einen an der Trübung des alternden, menschlichen Auges und der unzureichenden, natürlichen Beleuchtung in stationären Einrichtungen liegt (Kaiser 2012:51). Schierz bezeichnet die künstlichen Lichtbedingungen in Innenräumen auch als „biologische Dunkelheit" (Schierz 2002). Denn trotz normgerechter Beleuchtung fehlen oft die Dynamik und biologische Wirkung des Kunstlichts.

Diese geringe, natürliche Lichtexposition und vor allem die geschädigten Nervenzellgebiete ergeben in Kombination einen negativen Effekt auf die circadiane Rhythmik und somit auf das Schlaf-Wach-Verhalten bei Dementen.

Außerdem beeinflussen die krankheitsbedingten degenerativen Veränderungen der Nervenzellgebiete im SCN auch das Erinnerungsvermögen negativ. Aufgrund der Vergesslichkeit der Betroffenen können über den Tag erlebte Ereignisse nicht gespeichert und während der Schlafphase auch nicht verarbeitet werden (Staedt et al. 2009:80).

Einige an Demenz erkrankte Bewohner neigen zur Isolation und Vereinsamung und ziehen sich in einen Tagesschlaf zurück. Damit bewirken sie eine Umkehrung ihres Schlaf-Wach-Rhythmus. Auch depressive Zustände können die dementielle Symptomatik überlagern und können den Schlaf zusätzlich stören (Happe & Paulus 2005:86)

Orientierungsprobleme, welche ebenfalls auf krankheitsbedingte degenerative Veränderungen im Gedächtnis zurückzuführen sind, haben zur Folge, dass externe Zeitgeber (Essenszeiten, Uhrzeit, dazu gehört auch Licht usw.) vermindert oder gar nicht mehr wahrgenommen werden. Dies führt zu einem veränderten Schlaf-Wach-Muster. Dadurch ausgelöste Ängste und Unruhezustände beeinflussen den Rhythmus zusätzlich negativ (Hajak & Zulley 2001).

4. Dynamisches Licht: eine künstliche Kopie von biologisch wirksamem Tageslicht

Im folgenden Kapitel wird auf die von der Natur gegebenen Parameter des Tageslichts eingegangen, die auf den Körper eine biologische Wirkung haben und wie dieses dynamische Licht in stationären Einrichtungen therapeutisch eingesetzt werden kann.

4.1 Biologisch wirksames Licht

Das Tageslicht liefert die natürlichen Vorgaben für das biologisch wirksame Licht.

Faktoren, welche von der Natur vorgegeben werden, sind Beleuchtungsstärke, Flächigkeit, Lichtrichtung, Farbtemperatur und Dynamik (Kunz 2010:14). Im Laufe eines Tages variiert das Licht in seiner Farbtemperatur und der Beleuchtungsstärke. Diese Dynamik sollte bei der künstlichen Beleuchtung berücksichtigt werden (vlg. Zumtobel Research 2012).

In Bezug auf die biologische Wirksamkeit von Licht auf ältere, demenziell erkrankte Personen wurde bei diversen Studien ein Aktionsspektrum ermittelt, welches das Licht erfüllen muss (vgl. Gall 2004; Brainard et al. 2001; Thapan et al. 2001). Das Aktionsspektrum besagt, dass die melatoninunterdrückende Wirkung durch das Licht allgemein mit der circadianen Wirkung, d.h. der biologischen Wirkung auf die innere Uhr, gleichgesetzt werden kann (Gall 2004). Für diverse

Lichtquellen wurde ein circadianer Wirkungsfaktor a_{cv} ermittelt. Dieser Wirkungsfaktor gibt die circadiane Wirkung des entsprechenden Lichts für den menschlichen Organismus an. Direktes Sonnenlicht besitzt beispielsweise einen Wert von 0,83, bewölkter Himmel einen Wert von 1,73 oder eine handelsübliche Glühlampe hat einen sehr geringen Wert von 0,40 im Vergleich dazu. Den höchsten ermittelten circadianen Wirkungsfaktor besitzt nach Gall blaues LED-Licht mit einer Wellenlänge von 468nm und einem Wirkungsfaktor des Wertes 6,90 (Gall 2004).

Natürliches Licht setzt sich aus unterschiedlichen Wellenlängen elektrischer Strahlen zusammen. Die Wellenlängen, welche für das menschliche Auge sichtbar sind, liegen im Bereich zwischen 380 nm und 780 nm. Unterhalb dieses Bereichs befindet sich die ultraviolette Strahlung, die Infrarotstrahlung oberhalb (Zumtobel Research 2012). Bei der Farbtemperatur zeigt sich, in Bezug auf die circadiane Wirkung, eine geringe Wirkung bei warmen Lichtfarben und eine große Wirkung bei kalten Lichtfarben (Gall 2004). Die höchste circadiane Wirkung wurde in einem Wellenlängenbereich von 446-477nm gemessen . Dieser Bereich wird auch als blauer Spektralbereich bezeichnet (Brainard et al. 2001).

Die Beleuchtungsstärke des Tageslichts ist mehrere Tausend Lux stark. Die Biologische Wirksamkeit kann dabei schon bei einer Beleuchtungsstärke von 500 Lux – 1500 Lux erreicht werden, wenn das Licht von oben und von vorne ins Auge fallen (Kunz 2010:14).

4.2 Transfer von biologisch wirksamem Licht in die stationäre Einrichtung

In Pflegeheimen wohnende Demenzkranke sind durchschnittlich 1,6 Minuten pro Tag einer Lichtexposition von 2000 Lux ausgesetzt. Bei jungen Menschen beträgt die Lichtexposition vergleichsweise 1,5 Stunden (Heeg & Striffler 2010:13).

In vielen stationären Einrichtungen beträgt die Lichtstärke in Fluren oft weniger als 100 Lux (Kaiser 2012:51). Um gutes Sehen zu ermöglichen, wird eine Beleuchtungsstärke von 500 Lux empfohlen (Heeg & Striffler 2010:12). Für feine Sehaufgaben wie das Lesen und Schreiben, benötigt man eine Lichtstärke von etwa 2000 Lux (Kaiser 2012:51).

Durch die altersbedingten Einschränkungen des Auges benötigen die Betroffenen ein höheren Lichtbedarf (Kaiser 2012:51). Im Vergleich zu einem 20-Jährigem, benötigt ein 60-jähriger Mensch eine zwei bis drei mal höhere Beleuchtungsstärke. Bei einem durchschnittlich 86-Jährigem ist sogar die fünffache Stärke erforderlich (Kreimer 2004:76). Daher ist es in stationären Einrichtungen von besonderer Bedeutung, die Lichtverhältnisse an die Bedarfsumstände der dementen Bewohner anzupassen.

Man unterscheidet grundsätzlich in zwei unterschiedliche Arten der therapeutischen Anwendung von Licht in stationären Einrichtungen. Zum einen wird Lichttherapie mit Hilfe von Lichtboxen durchgeführt, bei denen die betroffenen Personen sich einen Meter vor die Box setzen und sich über einen bestimmten Zeitraum beleuchten lassen (vgl. Figueiro 2002; Ancoli-Israel 2002). Des weiteren wird Lichttherapie mit Hilfe von Umgebungslicht (ambient light) durchgeführt, bei dem erhöhte Beleuchtungsstärken über einen bestimmten Zeitraum eingeschaltet werden, z.B. über den Einbau von sogenannten Lichtdecken in bestimmten Räumen, wie im Speisesaal oder in Aktivitätszonen (Mollenkopf & Heeg 2010).

Ein Beispiel dynamischer Beleuchtung zeigt das Beleuchtungskonzept des Altenpflegeheims für Demenzkranke St. Katharina in Wien, das eine dynamische Veränderung der Beleuchtungsstärke von 300 Lux bis 2200 Lux und der Lichtfarbe im Bereich von 3000 K bis 8000 K in Abhängigkeit vom Tagesverlauf beinhaltet (vgl. Zumtobel Research 2012).

5. Auswirkung der dynamischen Beleuchtung auf die circadiane Rhythmik Demenzkranker

Im folgenden Kapitel soll auf die Auswirkungen der dynamischen, biologischen Beleuchtung auf die circadiane Rhythmik und damit auf das Schlaf-Wach-Verhalten eingegangen werden.

5.1 Überblick und Rahmenbedingungen diverser Studien

Es wurden diverse Studien zu den Auswirkungen von biologischem Licht auf das Schlaf-Wachverhalten durchgeführt. Später wird auf die Ergebnisse von zwei Projekten im deutschsprachigem Raum und auf mehrere Studien, hauptsächlich aus den Vereinigten Staaten, eingegangen. Allerdings wurden alle Studien mit verschiedenen Rahmenbedingungen durchgeführt. Die Lichtintervention, d.h. Die Kombination von Beleuchtungsstärke, Beleuchtungszeitraum usw. variiert in den einzelnen Studien erheblich. Auch die Art der Beleuchtung unterscheidet sich. Während in einigen Studien Lichtboxen verwendet werden, wird bei anderen auf Ambient Light gesetzt. Außerdem wurde der Fokus in einigen Studien nur auf Alzheimer-Demenzkranke gelegt, in anderen wiederum waren Probanden mit allen Arten von demenziellen Zuständen und unterschiedlicher demenzieller Grade beteiligt.

Forbes erstellte 2009 ein Review zum Thema Lichttherapie bei Demenzkranken (Forbes et al. 2009). Das Rewiev der Cochrane Collaboration, kam zu dem Schluss, dass die verschiedenen Studien nur schwer miteinander verglichen werden können und deshalb eine ungenügende Evidenz über die Wirkung des Lichts und die Lichtintervention bei Patienten mit Demenz vorliegt. Vergleicht man diese über relativ, kurze Zeiträume angelegten Studien, mit neueren Projektergebnissen aus Hüfingen/ Deutschland (2010) oder Wien/ Österreich (2012), so können gerade im Bezug auf das Schlaf-Wach-Verhalten, nennenswerte Beobachtungen aufgezeigt werden.

Tabelle 1: Rahmenbedingungen einzelner Studien im Überblick

Autor	Jahr	Teilneh-merzahl	Differenzierung Demenz-art	Licht-box	Ambient Light	+ Melat-onin (in mg)	Licht-stärke (in lux)
Ancoli-Israel et al.	2002	77	X	X			2500lx
Dowling et al.	2008	50	X	X		5	2500lx
Figueiro et al.	2002	4	X	X			30lx
Pflegeheim Hüfingen Ergebnisse (Heeg, S.)	2007 -2009	12	X		X		150 -500lx +2000lx (Licht-decke)
Sloane et al.	2007	66	X	X	X		2000-3000lx
Zumtobel Research2012 Pflegeheim St. Katharina Wien	2007 -2008	10	X		X		Dynamisch 300- 2200lx

5.2 Regulation des Schlaf-Wach-Rhythmus

Ancoli-Israel et al. führten 2002 eine der ersten, größer ausgelegten Studien in San Diego/USA durch. 58 Frauen und 19 Männer mit einem durchschnittlichen Alter von 85,7 Jahren und mit der Diagnose Demenz wurden über 18 Tage hinweg 4 mal täglich mit unterschiedlichen Lichtinterventionen beleuchtet (Ancoli-Israel et al. 2002). Es wird beschrieben, dass ältere, demenzkranke Menschen zu Hause ca. 30 min. täglich „bright light" (hellem Licht mit Lichstärke >2000lux) ausgesetzt sind. Die Probanden in der stationären Einrichtung waren täglich jedoch nur 11-19 min. einer Lichtstärke von >1000lx ausgesetzt. Hierbei erkennt man, dass Bewohner von Stationären Einrichtungen nur einer sehr geringen Lichtexposition ausgesetzt sind. Die Schlaf-Wach-Aktivität wurde mit einem „Actillume Recorder" (Armband zur Erfassung von Intensität und Frequenz von Bewegung, während dem Schlaf) gemessen. Die erste Gruppe wurde morgens mit 2500lx beleuchtet, die zweite Gruppe am Abend mit der selben Lichtstärke. Die dritte Gruppe erhielt abends rot gedimmtes Licht mit 50lx. Bei der vierten Gruppe versuchte man die Tagesschlafphasen zu unterbinden. Bei allen Gruppen konnte keine signifikante Veränderung des Schlafverhalten bzw. des Aktivitätslevels nachts festgestellt werden. Auch tagsüber gab es bezüglich der Tagesschlafphasen und des Aktivitätslevels nur geringfügige Veränderungen. Somit konnten keine Ergebnisse zu der Wirksamkeit von dem in dieser Studie verwendetem „bright light" ermittelt werden (Ancoli-Israel et al. 2002).

In einer Studie zur Lichttherapie mit Ambient Light (Umgebungslicht) bot Sloane et al. 2007 für 66 demenziell, erkrankte Teilnehmer vier Therapieangebote an: Die Lichttherapie wurde über eine Lichtdecke mit einer Lichtexposition von 2000-3000lx für eine Gruppe morgens, für eine Gruppe abends, einer ganztägigen Gruppe und mit Standartbeleuchtung für die Kontrollgruppe konzipiert. In dieser Studie konnte eine deutliche Verbesserung der Nachtschlafdauer bei morgiger und ganztägiger Lichttherapie nachgewiesen werden. Das Aktivitätslevel tagsüber wurde nicht signifikant beeinflusst (Sloane et al. 2007).

Figueiro et al. führte 2002 eine Pilot-Studie zur Lichtbehandlung von Demenzkranken mit LED-Lichtern durch. Eine Lichtsituation mit circadian, wirksamem LED-Licht im blauen Spektralbereich und eine Lichtsituation mit biologisch nicht wirksamem LED-Licht im roten Spektralbereich wurde konzipiert. Bei den vier Teilnehmern konnte bei blauem LED-Licht eine deutliche Verbesserung der Schlafzeit von 54% - 67% festgestellt werden (Figueiro et al. 2002).

Dowling et al. führte 2008 eine Kombinationsstudie durch, indem er das biologisch, wirksame Licht mit der abendlichen Gabe von 5mg Melatonin kombinierte. Insgesamt waren 50 Teilnehmer eines durchschnittlichen Alters von 86 Jahren mit der Diagnose Alzheimer-Demenz vertreten (Dowling et al. 2008). Die erste Gruppe wurde morgens einem 2500lx starkem Licht ausgesetzt und bekam abends vor dem Schlafen gehen 5mg Melatonin zusätzlich. Die zweite Gruppe erhielt Lichttherapie und ein Placebo Mittel und die dritte Kontrollgruppe war einer geringen Lichtexposition von 150-200lx ausgesetzt. Nur bei der ersten Gruppe konnten signifikante Veränderungen des Schlaf-Wach-Verhaltens festgestellt werden. Der Tagesschlaf der Teilnehmer ging deutlich zurück und die Aktivität tagsüber stieg an. Somit kam Dowling et al. zu der Schlussfolgerung, dass nur die Kombination von Melatonin und Lichttherapeutischen Maßnahmen zu einer Regulierung und Verbesserung des Schlaf-Wach-Rhythmus führen können (Dowling et al. 2008).

Zumtobel Research untersuchte im Pflegeheim St. Katharina in Wien im Zeitraum zwischen dem 01.08.2007 bis zum 23.11.2008 anhand mehrerer Lichtsituationen die Wirkung der Lichtintensität und Lichtfarbe auf Demenz erkrankte Probanden. Dabei wurde weniger auf das Schlaf-Wach-Verhalten eingegangen, sondern vermehrt auf die damit verbundenen Aspekte wie Vitalität/Mobilität, Kommunikation, kognitive Orientiertheit und emotionale Befindlichkeit. Es liegen vollständige Beobachtungsdaten von 10 Personen vor. Davon waren zwei Personen an Diabetes Mellitus Typ2 erkrankt, zwei weitere litten an Morbus Parkinson und vier hatten Bluthochdruck. Auch auf die Medikation der Betroffenen wurde geachtet: mehrere Probanden bekamen blutdrucksenkende und magensäurereduzierende Medikamente, Psychopharmaka und Schlafmittel. Während der Lichtsituation L1 wurde die Lichtintensität statisch von 300lx auf 2200lx erhöht, in der Lichtsituation L2 wurde die Lichtfarbe statisch verändert von 3000K bis 8000K und in der dritten Lichtsitutation L3 wurde versucht die beiden Lichtparameter zusammenzuführen und eine dynamische Veränderung der Beleuchtungsstärke (von 300lx auf 2200lx) und Lichtfarbe (von 3000K auf 2200K) in Abhängigkeit des Tagesverlaufs zu imitieren (vgl. Zumtobel Research 2012). Es konnte festgestellt werden, dass sich die Probanden des Öfteren in den mit den Lichtsituationen ausgestatteten Sozial- und Aufenthaltsbereiche aufhielten. Bei der Mobilität gab es individuelle Unterschiede und die Teilnahme an hauswirtschaftlichen Aktivitäten war in den Lichtsituationen höher als in der Standardsituation. Bei der quantitativen Betrachtung der Häufigkeit von Gesprächen, konnte eine deutliche Zunahme der Kommunikation in allen Lichtsituationen festgestellt werden. Durch die höhere Aktivität der Betroffenen tagsüber, waren diese am Abend deutlich erschöpfter und schliefen schneller ein (Zumtobel Research 2012).

Bei dem Projekt im Altenpflegeheim Hüfingen/Baden-Württemberg wurde 2007-2009 eine Evaluationsstudie mit biologisch, wirksamem Umgebungslicht (ambient light) durchgeführt. Dabei erhoffte man sich eine Normalisierung des Tag-Nacht-Rhythmus der Bewohner, eine Verbesserung des Aktivitätsgrad und der Stimmung. Dabei wurde durch dynamische Variation der Beleuchtungsstärke und der Lichtfarbe versucht ähnliche Bedingungen wie bei Tageslicht zu schaffen. Das morgens verwendete blaue Spektrum des Lichts mit 6000K soll die Ausschüttung des Schlafhormons unterdrücken und somit die Aktivität fördern, das abends gedimmte warm-weiße Licht mit 3500K reicht für gutes Sehen aus, fördert aber eher die Melatoninproduktion und macht somit müde (Heeg et al. 2010). Bei der Auswertung des Beobachtungsmaterials zeigten sich, abhängig von den unterschiedlichen Lichtsituationen, häufigere nächtliche Unruhezustände im biologisch unwirksam beleuchteten Altbau, dagegen verhielten sich die Bewohner in dem Neubau und renovierten Altbau mit circadian wirksamem Licht nachts deutlich ruhiger. Allerdings war auch in Hüfingen die Reaktion der einzelnen Bewohner auf die Veränderung der Lichtsituation unterschiedlich stark ausgeprägt. Jedoch belegen die nach einer längeren Eingewöhnungsphase gewonnen Ergebnisse über die durchschnittliche Zahl nächtlicher Unruhen, dass die Verwendung von tageslichtähnlichem, dynamischem Licht tendenziell eine positive Wirkung zeigt. Das dynamische Licht wird auch vom Pflegepersonal gut akzeptiert und als wohltuend empfunden (Mollenkopf & Heeg 2010). Zusätzlich konnte unter der 2000lx intensiven Lichtdecke eine erhöhte Aktivität der Betroffenen während der Beschäftigungstherapie festgestellt werden (Heeg et al. 2010).

6. Diskussion

Bei der Betrachtung der vorgestellten Studien werden Unterschiede bezüglich der Rahmenbedingungen und der Dauer deutlich. Es besteht Grund zur Annahme, dass bei den meisten Studien aufgrund des kurzen Zeitraums keine signifikanten Auswirkungen auf das Schlaf-Wach-Verhalten nachgewiesen werden konnten.

Es zeigt sich auch, dass die einzelnen Bewohner individuell auf Lichtsituationen reagieren. Aspekte wie die Persönlichkeitsstruktur und die individuelle Biographie einer Person spielen eine Rolle. Es existieren Kategorien von Menschen, sogenannte Chronotypen, die sich aufgrund der inneren biologischen Uhr durch physische Merkmale, wie z.B. Hormonspiegel, Körpertemperatur, Schlaf-Wach-Phasen und Leistungsphasen zu verschiedenen Tageszeiten unterscheiden.

Außerdem besteht die Möglichkeit, dass sich die Auswirkungen des Lichts aufgrund des breiten Krankheitsspektrums der Demenz unterscheiden können.

Zusatzerkrankungen der Probanden und deren Medikation werden nur bei Zumtobel Research 2012 berücksichtigt. Bei den anderen Studien wird dieser Aspekt nicht benannt. Dowling et al. verabreichte den betroffenen Testpersonen Melatonin. In den USA und in diversen anderen Ländern ist die Unbedenklichkeit der Einnahme von Melatonin ausreichend erforscht und deshalb ist dieses Medikament rezeptfrei erhältlich. In Deutschland hingegen ist Melatonin verschreibungspflichtig.

Die biologische Wirkung von Licht auf den Organismus ist noch nicht ausreichend erforscht. Es werden fortlaufend neue Publikationen veröffentlicht, die den derzeitigen Wissensstand vervollständigen und aktualisieren. Es ist noch nicht ausreichend erforscht welche Lichtintervention, d.h. Welche Kombination von Beleuchtungsstärke, Farbtemperatur, Zeitraum, Dauer und Lichtverteilung zu welchen Effekten bei Menschen mit Demenz führt (Hanford & Figueiro 2013).

In den beiden Projekten der Pflegeheime in Hüfingen und Wien findet eine Kooperation von Leuchtmittelherstellern (Osram, Derungs Licht AG) mit anderen Institutionen statt, welche wirtschaftliche Interessen vertreten und eventuell einen eigenen Wettbewerbsvorteil erzielen möchten. Dadurch könnte man die Ergebnisse der Projekte möglicherweise in Frage stellen.

7. Fazit

Der Transfer von biologisch, wirksamem Licht in stationäre Einrichtungen ist nur bedingt möglich. Künstliches Licht kann Tageslicht dynamisch imitieren, ist aber kein Ersatz für natürliches Tageslicht. Dadurch sollten vorab dementsprechend sinnvolle baulichen Maßnahmen durchgeführt werden, wie z.B. der Einbau von großen Fenstern in Fluren oder Aufenthaltsräumen stationärer Einrichtungen.

Verschiedene Rahmenbedingungen erschweren die Erfassung der Auswirkungen dynamischer Beleuchtung auf den Schlaf-Wachrhythmus bei Dementen in stationären Einrichtungen. Allgemein ist aber durch die Kombination von natürlichem und künstlichem Licht eine Veränderung der circadianen Rhythmik erkennbar. Durch die Verabreichung von Melatonin am Abend können diese Effekte zusätzlich verstärkt werden. Der Anstieg des Aktivitätslevels tagsüber und die Abnahme der nächtlichen Unruhezustände, bestätigen die Regulation der circadianen Rhythmus und damit des Schlaf-Wach-Verhaltens der Betroffenen.

8. Literaturverzeichnis

Ancoli-Israel, S.; Martin, J.L.; Kripke, D.F.; Marler, M.; Klauber, M.R. (2002): Effect of Light Treatment on Sleep an Circadian Rhythms in Demented Nursing Home Patients. In Journal of the American Geriatrics Society; 50(2), 282-289

Brainard, G.C.; Hanifin, J.P.; Greeson, J.M.; Byrne, B; Glickman G.; Gerner, E.; Rollag, M.D. (2001): Action spectrum for melatonin regulation in humans: Evidence for a novel circadian photoreceptor. In: Journal of Neuroscience; 21(16), 6405-6412

Brawley, E. (2002): Light: An Essential Intervention for Alzheimer's Disease -Introduction; Alzheimer's Care Quarerly 3(4), 343-344

Brawley, E.; Noell-Waggoner, E. (ohne Jahresangabe): Lighting: Partner in Quality Care Environments; S.11-16; Letzter Zugriff am 02.01.2014 unter Url: http://www.pioneernetwork.net/Data/Documents/BrawleyNOell-WagonerLightingPaper.pdf

Dowling, G.A.; Burr, R.L; Van Someren, E.J.; Hubbard, E.M.; Luxenberg, J.S.; Mastick, J.; Cooper, B.A. (2008): Melatonin and bright-light treatment for rest-activity disruption in instutionalized patients with Alzheimer's disease; Journal of the American Geriatrics Society 56(2), 239-246

Figueiro, M.G.; Eggleston, G.; Rea, M.S. (2002): Effects of Light exposure on Behavior of Alzheimer's Patients – A Pilot Study; Lighting Research Denter, Rensselaer Polytechnic Institute Troy

Forbes, D.; Morgan, D.G.; Bangma, J.; Peacock, S.; Adamson, J. (2009): Light Therapy for Managing Sleep, Behaviour, and Mood Disturbances in Dementia

Gall, D. (2004): Die Messung Circadianer Strahlungsgrößen.https://www.tu-ilmenau.de/fileadmin/public/lichttechnik/Publikationen/2004/Vortrag_Gall2004.pdf

Gatterer, G.; Croy, A. (2005): Leben mit Demenz; Wien: Springer-Verlag

Hajak, G; Zulley J. (2001): Schlafstörungen bei Demenz: Ursachen und Behandlungsmöglichkeiten; Deutsche Alzheimer Gesellschaft e.V.; aus: Alzheimer Info 02/2001

Letzter Zugriff am 06.01.2014 unter Url: http://www.deutsche-alzheimer.de/unser-service/archiv-alzheimer-info/schlafstoerungen.html

Hanford N.; Fugueiro M. (2013): Light Therapy and Alzheimer's Disease and Related Dementia: Past, Present and Future; Journal of Alzheimers Disease 33(4), 913-922

Happe, S; Paulus, W. (2005): Schlafstörungen im Alter; Deuschl/Reichmann (Hrsg.); Gerontoneurologie, Stuttgart: Georg Thieme Verlag

Heeg, S.; Mollenkopf, H.; Volpp, H. (2010): Das Lichtsystem stimuliert die innere Uhr, Pflegeheim Hüfingen; Altenheim 06/2010; S. 16 – 19

Heeg, S.; Striffler C. (2010): Lichtgestaltung in Pflegesettings für Menschen mit Demenz; aus: DeSSorientiert, Licht und Demenz (01/2010); Hrsg. Demenz Support Stuttgart

Höll-Stüber, Eva; Baltes, Sabine (2006): Gesundheit – Krankheit: Ein Balanceakt; 5.Auflage; Hamburg: Verlag Handwerk und Technik

Kaiser, Gudrun (2012): Vom Pflegeheim zur Hausgemeinschaft - Empfehlungen zur Planung von Pflegeeinrichtungen; 2.Auflage; Köln: Kuratorium Deutsche Altershilfe

Kreimer, Reinhard (2004): Altenpflege: menschlich, modern und kreativ; Hannover: Schlütersche Verlagsgesellschaft

Kunz, Dieter (2010): Wirkung des Lichts auf den Menschen; aus: Licht.Wissen 19 (2010); Frankfurt am Main: Fördergemeinschaft Gutes Licht (Hrsg.)

Mahlberg R.; Gutzmann H. (2009): Demenzerkrankungen – erkennen, behandeln und versorgen; Köln: Deutscher Ärzte-Verlag

Mollenkopf, H.; Heeg, S. (2010): Gute Praxis: Hüfingen; Therapeutisch wirksames Licht im Pflegeheim; aus: DeSSorientiert, Licht und Demenz (01/2010); Hrsg. Demenz Support Stuttgart

Staedt, J.; Riemann, D. (2007): Diagnostik und Therapie von Schlafstörungen; 1. Auflage 2007; Stuttgart: W. Kohlhammer

Schierz, Christoph (2002): Leben wir in einer „biologischen Dunkelheit"; Licht 2002,Licht 2002; 22.-25. Sept. 2002 in Maastricht; Tagungsband S. 381-389

Sloane, P.D.; Williams, C.S.; Mitchell, C.M.; Preisser, J.S.; Wood, W.; Barrick, A. L.; Hickman, S.E.; et al. (2007): High-Intensity Environmental Light in Dementia: Effect on Sleep and Activity; Journal of the American Geriatrics Society 55(10), 1524-1533

Thapan, K.; Arendt, J.; Skene, D.J. (2001): An action spectrum for melatonin suppression: evidence for a novel non-rod. Non-cone photoreceptor system in humans; Journal of Physiology 535(Pt.1), 261 – 267

Woijtysiak A.; Lang D. (2010): Die Biologische Wirkung von Licht auf den Menschen; aus: DeSSorientiert, Licht und Demenz (01/2010); Hrsg. Demenz Support Stuttgart

Zumtobel Research (2012): Verbesserte Lebensqualität für demente Bewohner: Das Forschungsprojekt St. Katharina in Wien;

Autoren: Charlotte A. Sust, Peter Dehoff, Dieter Lang, Dieter Lorenz

Herausgegeben von der Zumtobel Licht GmbH Lemgo